农村居民新冠病毒感染防治健康教育手册

国家卫生健康委基层卫生健康司
国家卫生健康委宣传司 | 组织编写

中国健康教育中心 | 编著

U0284106

人民卫生出版社
·北京·

图书在版编目（CIP）数据

农村居民新冠病毒感染防治健康教育手册 / 中国健康教育中心编著 . —北京：人民卫生出版社，2023.2

ISBN 978–7–117–34454–8

Ⅰ. ①农… Ⅱ. ①中… Ⅲ. ①农村 – 居民 – 新型冠状病毒 – 病毒病 – 防治 – 手册 Ⅳ. ①R512.93–62

中国国家版本馆 CIP 数据核字（2023）第 016096 号

人卫智网	www.ipmph.com	医学教育、学术、考试、健康，购书智慧智能综合服务平台
人卫官网	www.pmph.com	人卫官方资讯发布平台

农村居民新冠病毒感染防治健康教育手册

Nongcun Jumin Xinguan Bingdu Ganran Fangzhi
Jiankang Jiaoyu Shouce

编　　著：中国健康教育中心
出版发行：人民卫生出版社（中继线 010-59780011）
地　　址：北京市朝阳区潘家园南里 19 号
邮　　编：100021
E － mail：pmph @ pmph.com
购书热线：010-59787592　010-59787584　010-65264830
印　　刷：北京顶佳世纪印刷有限公司
经　　销：新华书店
开　　本：889 × 1194　1/32　印张：2.5
字　　数：44 千字
版　　次：2023 年 2 月第 1 版
印　　次：2023 年 2 月第 1 次印刷
标准书号：ISBN 978-7-117-34454-8
定　　价：20.00 元
打击盗版举报电话：010-59787491　E-mail：WQ @ pmph.com
质量问题联系电话：010-59787234　E-mail：zhiliang @ pmph.com
数字融合服务电话：4001118166　E-mail：zengzhi @ pmph.com

前　言

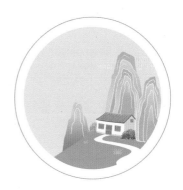

　　新型冠状病毒（简称"新冠病毒"）感染疫情发生以来，以习近平同志为核心的党中央高度重视疫情防控，始终坚持人民至上、生命至上，因时因势动态优化调整防控措施，我国疫情流行和病亡数保持在全球最低水平，统筹经济发展和疫情防控取得世界上最好的成果。

　　当前，随着病毒变异、疫情变化、疫苗接种普及和防控经验积累，我国新冠疫情防控工作进入新阶段。自 2023 年 1 月 8 日起，我国对新冠病毒感染实施乙类传染病管理，防控工作重心由"防感染"转向"保健康、防重症"，最大程度保护人民生命安全和身体健康，最大限度减少疫情对经济社会发展的影响。

　　农村地区是新冠疫情防控的重点地区。过年过节期间，返乡人员增多，农村地区节庆娱乐、走亲访友、休闲旅游等人际交流活动也会增加，这些都加大了农村居民感染新冠病毒的风险。为了帮助广大农村居民更好地应对新冠病毒感染，在国家卫生健康委基层卫生健康司、宣传司的指导下，中国健康教育中心编著了《农村居民新冠病毒感染防治健康教育手册》。手册围绕公众需求和关注热点，以近期相关政策和技术文件为依据，以问答的形式介绍了"基本知识、日常防护与疫苗接种、居家治疗与就医"三个方面内容。手册也可供各地在疫情防控健康教育和健康科普工作中参考使用。

新冠病毒感染防治的研究仍在不断深入，政策措施也会继续优化。由于任务急迫，编写时间较短，难免存在疏漏之处，敬请指正。

中国健康教育中心

2023 年 1 月

目　录

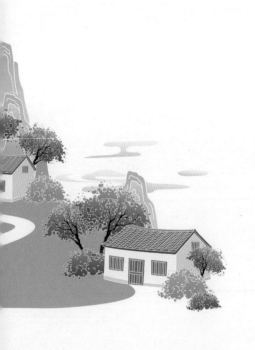

第一部分

基本知识

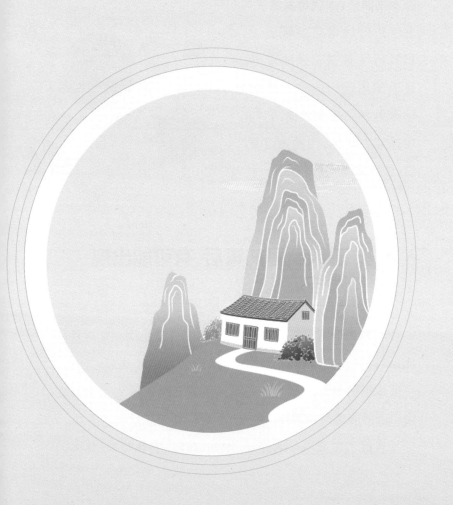

1. 当前我国流行的新冠病毒有什么特点

　　新冠病毒基因稳定性较差,在不断复制和传播的过程中,很容易发生基因突变或重组,从而使病毒的一些重要特征发生改变,即病毒发生变异。

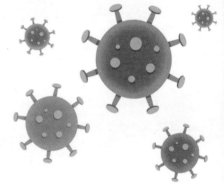

　　新冠病毒自发现以来,已经历了多次较大的变异。目前国内流行的主要是新冠病毒奥密克戎变异株,它的传播能力更强,传播速度更快,但致病力减弱。

2. 感染新冠病毒后,有可能出现哪些症状

　　国内外证据显示,与之前的新冠病毒原始株和变异株相比,奥密克戎变异株对人体肺部的致病力明显减弱。所以,目前人群感染新冠病毒后的临床表现已由以肺炎为主转变为以上呼吸道感染为主,感染者中轻症和无症状者占多数。

　　轻症者主要表现为咽干、咽痛、咳嗽、发热等,发热多为

中低热,发热时间大多数不超过3天。在发病的第1~2天,可能感到轻微咽干咽痛、身体乏力。第2~3天可开始出现发热症状并达到症状高峰,部分感染者可高热至39℃左右,浑身酸疼乏力,咽痛加剧,或伴有味觉和嗅觉的减退或消失。第4天左右体温开始逐步下降,很多感染者从这一天开始体温降至正常,不再发热,但仍然有咽痛咽痒,部分人开始流涕、咳嗽。在后续的第5~7天,体温基本降到正常,由于前期病毒导致的呼吸道黏膜破坏,人体通过流涕、咳嗽排出坏死的细胞,因此,仍可存在鼻塞、流涕、咳嗽等症状。1周左右所有的症状开始明显好转。

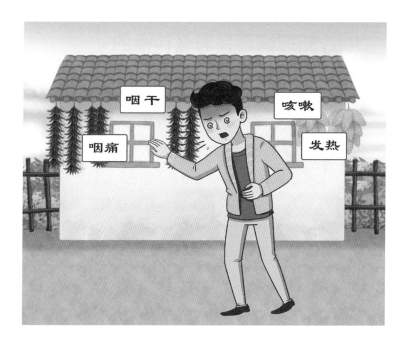

少数患者病情继续发展,持续发热,并出现肺炎相关表现。重症患者多在发病5~7天后出现呼吸困难和/或低氧血症。

儿童感染后临床表现与成人相似,高热相对多见;部分病例症状可不典型,表现为呕吐、腹泻等消化道症状或仅表现为反应差、呼吸急促。

大多数患者预后良好,病情危重者多见于老年人、有慢性基础性疾病者、免疫功能缺陷者、肥胖人群、晚期妊娠和围产期女性、重度吸烟者等。

3. 新冠病毒是怎么传播的

经呼吸道飞沫和密切接触传播是主要的传播途径。在相对封闭的环境中经气溶胶传播。接触被病毒污染的物品后也可造成感染。

新冠病毒感染者的呼吸道分泌物中含有新冠病毒,感染者咳嗽、打喷嚏或说话时,会产生含有新冠病毒的呼吸道飞沫。飞沫直接喷溅到他人的口、眼、鼻等黏膜上造成传染。

感染者呼吸道分泌物中细小雾粒形成的气溶胶,被其他人吸入可造成感染。这种情形在相对密闭的环境中更易发生。

手接触被新冠病毒污染的物品表面,又触摸自己口、眼、鼻等部位,也可造成感染。

4. 新冠病毒感染的潜伏期有多长

潜伏期是指病原体侵入人体至开始出现临床症状的这段时间。目前,新冠病毒奥密克戎变异株的潜伏期缩短,多为 2~4 天,传播能力更强,传播速度更快,致病力减弱,具有更强的免疫逃逸能力,但现有疫苗对预防该变异株所致的重症和死亡仍有效。

5. 感染新冠病毒后,什么时候传染性较强

新冠病毒感染者在潜伏期即有传染性,发病后 3 天内传染性最强,有咳嗽、打喷嚏症状的感染者更容易将病毒传染

给别人。无症状感染者也具有传染性,但传染能力较弱,传染期也稍短。

 新冠病毒感染者为什么需要戴口罩

新冠病毒感染者呼吸道分泌物中存在病毒,当感染者说话、咳嗽、打喷嚏时,会通过飞沫把病毒传染给他人。因此,新冠病毒感染者正确佩戴口罩,可以显著降低传染性。感染者咳嗽、打喷嚏时不应摘掉口罩,且应避开他人;如未戴口罩,应用纸巾遮住口鼻或用肘臂遮挡,不要随地吐痰。

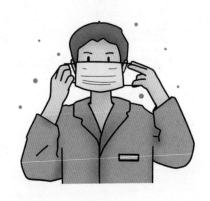

 哪些人容易感染新冠病毒

人群普遍易感。感染后或接种新冠病毒疫苗后可获得一定的免疫力。

老年人及伴有严重基础性疾病患者感染后重症率、病死率高于一般人群,接种疫苗后可降低其发生重症及死亡风险。

8. 如何知道自己是否感染了新冠病毒

如果想知道自己是否感染了新冠病毒,可通过以下两种方式判断。

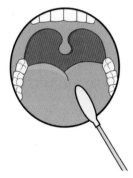

一是采集鼻拭子、咽拭子、痰液等标本进行新冠病毒核酸检测,如检测结果阳性可作为确诊依据。该方法结果准确性高,但需要将标本送到专业的实验室进行操作,获取结果时间较长。

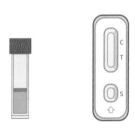

二是新冠病毒抗原检测,检测标本中病毒的蛋白,操作简单,可以自行采样、检测和判读,出结果快。抗原检测结果阳性提示感染新冠病毒,但阴性不能完全排除被感染。

9. 如何自测抗原

目前市售的抗原检测试剂都有使用说明书,居民可按照说明书进行操作。

(1)抗原自测前准备:①洗手;②阅读抗原检测试剂说明书,了解自测流程及注意事项;③检查试剂的保质期及完整性;④抗原检测卡拆除包装后置于平坦、清洁处。

(2)标本采集:14岁以上者可自行进行鼻拭子采样。先用卫生纸擤去鼻涕,小心拆开鼻拭子外包装,避免手部接触拭子头。随后头部微仰,一手执拭子尾部贴一侧鼻孔进入,沿下鼻道的底部向后缓缓深入1.0~1.5cm后贴鼻腔旋转至少4圈(停留时间不少于15秒),随后使用同一拭子对另一侧鼻腔重复相同操作。2~14岁自检者应由其他成人代为采样。

(3)抗原检测:①根据试剂说明书,将采集标本后的鼻拭子立即置于采样管中,拭子头应在保存液中旋转混匀至少30秒,同时用手隔着采样管外壁挤压拭子头至少5次,确保样本充分洗脱于采样管中。②用手隔着采样管外壁将拭子头液体挤干后,将拭子弃去。采样管盖上盖后,将液体垂直滴入检测卡样本孔中。③根据试剂说明书,一般等待10~15分钟即可进行结果判读。

(4)结果判读:①阳性结果。"C"和"T"处均显示出红

抗原自测流程

（一）自测前准备

1. 洗手　　2. 了解检验流程　　3. 试剂准备　　4. 确认检测环境

　　　 14~30℃

（二）样本采集 （14岁以下由成人取样）

1. 取出鼻拭子　2. 拭子深入鼻腔1~1.5cm　3. 旋转4圈以上　4. 至少15s

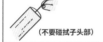 （不要碰拭子头部）　　 >4圈　

（三）抗原检测

1. 鼻拭子样本洗脱采样管　2. 丢弃拭子　3. 滴入检测卡　4. 等待

 >30s　 >5次　 有害垃圾　　

（四）结果判读

1. 阳性
（"C"和"T"处均为红色或紫色，颜色可深可浅）

2. 阴性
（"C"为红色或紫色，"T"未显示）

3. 无效
（"C"未显示，"T"显示红色紫色，或未显示）

　　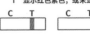

（具体参照特定试剂说明书）

色或紫色条带，"T"处条带颜色可深可浅,均为阳性结果。②阴性结果。"C"处显示出红色或紫色条带，"T"处未显示条带。③无效结果。"C"处未显示出红色或紫色条带,无论"T"处是否显示条带,结果无效,需重新进行检测。

 10. **新冠病毒感染者康复后,还会再次感染吗**

新冠病毒感染者康复后,短期内再次感染的可能性比较小。但随着时间的延长,新冠病毒感染者再感染的风险会升高,这与新冠病毒感染后所产生的保护性抗体衰减、病毒变异等因素有关。

11. **我国目前对新冠病毒感染采取哪类防控措施**

根据《中华人民共和国传染病防治法》,我国将传染病分为甲类、乙类和丙类。2020年我国将新型冠状病毒感染的肺炎纳入法定的乙类传染病管理,采取甲类传染病的预防、控制措施,即"乙类甲管"。

乙类乙管
最新政策看这里！

为什么调整为"乙类乙管"

2023年1月8日起，对新冠实施"乙类乙管"

- **从病毒变异情况看：** 潜伏期更短、致病力明显下降，将逐步演化为常见的呼吸道传染病。

- **从疫情形势看：** 虽然感染人数多，但无症状感染者和轻型病例占比超过90%，重症率和病亡率极低。

- **从我国防控基础看：** 累计接种疫苗超过34亿剂次，3岁以上人群全程接种率超过90%；药物研发取得进展；积累了疫情防控和处置经验，防治能力显著提升。

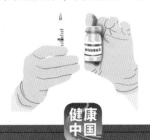

健康
中国

策划：国家卫生健康委宣传司
制作：中国健康教育中心

当前,新冠病毒奥密克戎变异株已成为我国主要流行的毒株,其致病力较早期明显下降,感染者中轻症和无症状者占多数。同时,我国3岁以上人群新冠病毒疫苗全程接种率超过90%,广大医疗卫生人员积累了丰富的疫情防控和处置经验。为此,自2023年1月8日起,我国将新冠病毒感染由甲类传染病管理调整为乙类传染病管理,即实施"乙类乙管",工作重心也由"防感染"转向"保健康、防重症",最大程度保护人民生命安全和身体健康,最大限度减少疫情对经济社会发展的影响。

对于普通公众而言,做好个人防护,接种新冠病毒疫苗,仍是保护健康、应对疫情的关键措施。

 ## 12. 农村地区如何做到"保健康、防重症"

我国农村地域广、人口多、人均医疗资源相对不足。为了最大程度降低新冠病毒感染带来的影响,更好保障农村居民健康,各地围绕"保健康、防重症"的目标,突出重点人群管理,做到医疗救治"关口前移",其核心就是"早发现、早识别、早干预、早转诊"。

"早发现"主要是对65岁以上的老年人、孕产妇、儿童、残疾人等重点人群进行一对一包保联系，每周联系服务不少于 2 次，及时发现问题，及时处置。

"早识别"就是要加强对这些重点人群的健康监测，对可能出现的一些情况，比如有些基础性疾病的并发症、新冠重症风险的苗头和倾向性症状出现以后，要及时识别，及时给予指导和转诊。

"早干预"就是在基层要配备必要的氧疗设备，如氧气袋、氧气瓶、制氧机，还要配备便携式血氧仪监测血氧，发现异常情况，迅速给予吸氧和相应的药物治疗，同时结合实际情况及时转诊。

"早转诊"就是发现了需要转诊的患者，要及时转到上级医院接受治疗。

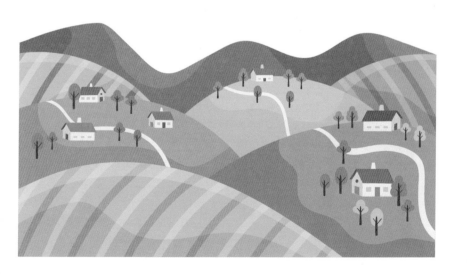

13. **一直在农村生活,会不会感染上新冠病毒**

人群对新冠病毒普遍易感。奥密克戎变异株传播力强、传播速度快。过年、过节期间及前后,人员流动加大,返乡人员增多,也会有很多旅游者来往,加上节庆娱乐、聚餐聚会、走亲访友等人际交流活动,这些都加大了农村居民感染新冠病毒的风险。

 14. **为什么疫情流行期要减少聚集活动**

新冠病毒主要通过飞沫、密切接触、气溶胶等方式传播,人员聚集活动容易导致新冠病毒传播,特别是在大型聚餐聚会时、通风较差的娱乐场所等,容易发生超级传播现象,即一个感染者直接传染的人数远高于平均传播人数。

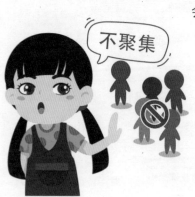

在新冠疫情流行期间,各地可根据区域疫情形势和居民意愿,适当控制农

村集市、庙会、文艺演出等聚集性活动规模和频次。婚丧嫁娶聚餐等活动尽量简办,避免大操大办。倡导通过电话、微信等形式拜年问候。去庙会、灯会、集市、棋牌室等人群密集场所,要服从当地疫情防控安排。疫情严重时,减少聚集性活动,患有基础性疾病的老年人及孕妇、儿童等尽量少去人员密集场所。

15. 老年人感染新冠病毒后,什么情况下需要及时就医

老年人感染新冠病毒后,当出现以下症状时,需要警惕病情恶化,应及时就医。

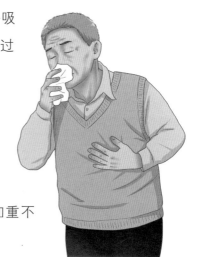

(1)剧烈咳嗽、口唇发紫、呼吸困难或气促(每分钟呼吸次数超过20次)、胸闷憋气。

(2)经药物治疗后体温仍持续高于38.5℃,超过3天。

(3)血氧饱和度小于93%(居家可用指夹式血氧仪测量)。

(4)原有基础性疾病明显加重不能控制。

（5）精神状态变差、饮食差，甚至嗜睡、昏迷。

（6）血糖、血压不稳定。

16. 有慢性基础性疾病的患者，感染新冠病毒后怎么办

有慢性基础性疾病的患者，感染新冠病毒后发生重症的风险更大。一旦感染，应注意以下事项。

（1）如出现呼吸困难、发热持续不退、原有基础性疾病明显加重等情况，应及时就诊。

（2）不要随意停用长期服用的慢性病治疗药物，以保证基础性疾病病情稳定。

（3）高血压、糖尿病患者应注意监测血压、血糖，当血压、血糖指标控制不好时，及时与医生沟通。

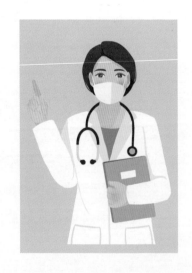

（4）注意生活起居规律，平衡膳食，以高蛋白、清淡、低脂、少油食物为主，增加新鲜蔬菜、水果的摄入。慢性阻塞性肺疾病患者多有吸烟史，应

注意戒烟,避免感染加重。

(5)要保持心态平稳,新冠病毒感染一般持续1周左右,症状可逐渐缓解,应尽量保持良好情绪,避免过分焦虑。

 儿童感染新冠病毒后,什么情况下需要及时就医

如果孩子精神状态好,一般不需要特殊处理。如果出现以下情况,应及时就医。

(1)发热超过3天,精神状态差、总想睡觉。

(2)即使体温下降,精神状态也不好。

(3)总是烦躁哭闹,无法安抚。

(4)频繁咳嗽,影响日常生活和睡眠。

(5)频繁呕吐,食欲下降,甚至出现拒奶。

(6)呼吸增快,甚至呼吸困难,婴幼儿出现呻吟、喘憋,尿量减少。

(7)出现意识障碍、抽搐等。

特别提醒:3月龄以下婴儿,只要出现发热,就应该及时就医。

18. 孕妇感染新冠病毒,会影响胎儿吗

目前的证据不支持新冠病毒可通过母体传染给胎儿。孕妇感染新冠病毒后,如果出现肺炎、缺氧等,可能会对胎儿造成一定的影响。

19. 产妇感染新冠病毒后,还能母乳喂养吗

目前的证据不支持新冠病毒可通过母乳传播,但可经飞沫、手和乳房接触传播。

感染新冠病毒仍在传染期内的产妇,优先推荐挤出母乳后由他人喂养,乳汁无须消毒,直至产妇康复。挤母乳前应规范佩戴 N95 或 KN95 口罩,严格洗手,且做好乳房卫生,吸完奶后吸奶器应规范消毒。如果感染新冠病毒的产妇决定直接哺乳,与婴儿接触时应注意规范佩戴 N95 或 KN95 口罩,防止呼吸道传播病毒,且应特别注意做好手及乳房卫生。

如果产妇及其哺乳的婴儿都感染了新冠病毒,不需要采取特别的防护措施。

哪些人感染后发展为重型、危重型病例的风险更高

（1）大于 65 岁，尤其是未全程接种新冠病毒疫苗者。

（2）有心脑血管疾病（含高血压）、慢性肺部疾病、糖尿病、慢性肝脏疾病、肾脏疾病、肿瘤等基础性疾病，以及维持性透析患者。

（3）免疫功能缺陷（如艾滋病患者、长期使用皮质类固醇或其他免疫抑制药物导致免疫功能减退状态）。

（4）肥胖（体重指数 ≥ 30kg/m²）。

（5）晚期妊娠和围产期女性。

（6）重度吸烟者。

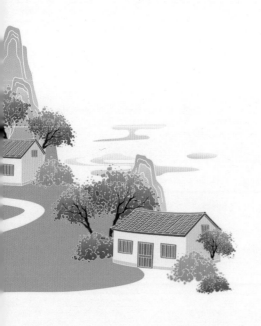

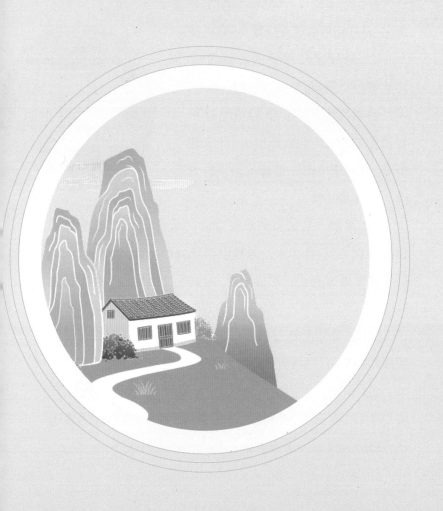

第二部分

日常防护与疫苗接种

如何做好个人预防

面对新冠病毒感染,每个人都应树立"做自己健康第一责任人"的意识,做好个人预防。

(1)密切关注政府及相关专业部门发布的官方防疫信息,保持平和心态,不焦虑、不恐惧、不信谣、不传谣,遵守相应的防疫规定,科学抗疫。

(2)继续坚持良好的防疫习惯,科学佩戴口罩,勤洗手,常通风,少去人员密集的地方。咳嗽、打喷嚏时不要摘掉口罩,且应避开他人,如未戴口罩,应用纸巾遮住口鼻或采用肘臂遮挡。不随地吐痰。

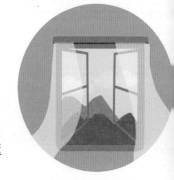

(3)掌握一些必备的防疫技能。学会自测抗原,会进行自我健康监测,合理准备居家小药箱,会看药品说明书,能正确使用非处方药进行对症治疗,能判断什么情况下需要及时就医。

(4)主动接种新冠病毒疫苗,没有接种禁忌人群要及时完成基础免疫,并按照当地接种方案进行加强免疫。

(5)保持健康的生活方式,作息规律,注意个人卫生、环境卫生、饮食卫生,讲科学,不迷信,注意合理膳食、适量运动、戒烟限酒、保持乐观心态。

勤洗手

戴口罩

必要时消毒

少聚集

2. 为什么要保持社交距离

　　新冠病毒、流感病毒等呼吸道病毒可通过近距离飞沫传播。病毒感染者的呼吸道分泌物中含有病毒,当感染者说话、咳嗽或打喷嚏时,会通过飞沫把病毒传染给近距离接触者,传播距离一般为 1~2 米。因此,保持安全社交距离,能降低新冠病毒等呼吸道传染病传播的风险。日常应保持 1 米以上社交距离,特别是在赶集、逛庙会、聊天、付款、购物、参加民俗活动或参加婚丧嫁娶聚会时。

3. 哪些情形下需要戴口罩

　　正确佩戴口罩可以有效降低呼吸道传染病的感染风险,是预防新冠病毒感染、流感等呼吸道传染病的重要措施,既可以保护自己,也可以避免传染他人。

新冠病毒感染流行期间,以下情况应佩戴口罩。

（1）乘坐公共交通工具。

（2）进入农贸市场、超市等人员密集的公共场所。

（3）赶集、逛庙会、参加民俗活动或红白事。

（4）到医院或诊所就医。

（5）进入养老机构、社会福利机构等场所。

（6）出现发热、咳嗽、乏力、咽痛等症状。

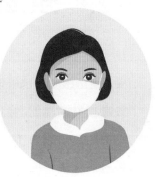

（7）近距离接触或者护理新冠感染者以及有新冠感染相关症状人员等情况。

（8）其他可能存在传播风险的情形。

4. 如何正确佩戴口罩

戴口罩前,摘口罩前后,均应做好手卫生;区分口罩正反面和上下缘,不能两面戴;正确佩戴口罩,确保口罩盖住口鼻和下颌,鼻夹要压实;不与他人混用口罩。

口罩出现脏污、变形、损坏、异味时须及时更换,每个口罩累计佩戴时间不超过 8 小时;乘坐公共交通工具时口罩使

方法正确很重要，科学佩戴才有效

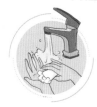

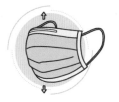

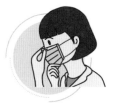

1 将手清洗干净。

2 口罩颜色深的一面向外，有鼻夹的一边向上，两只手各拉住一边耳带并挂到耳后。

3 上下拉开褶皱，包住口鼻及下颌。

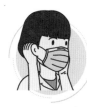

4 调整耳带，直到感觉舒适。

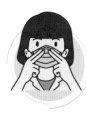

5 将双手食指置于金属鼻夹中部，从中间向两侧按照鼻梁形状向内按压，直至贴紧鼻梁及面部。

戴法错误易中招，风险增大快纠正

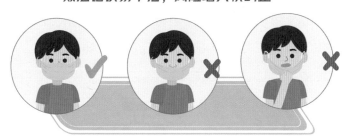

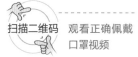

扫描二维码 观看正确佩戴口罩视频

25

用时间较长,或在医院等环境使用过的口罩不宜重复使用;需重复使用的口罩在不使用时宜悬挂于清洁、干燥、通风处;外出应携带备用口罩,如非独立包装可存放在一次性使用食品袋中,并确保其不变形。建议家庭储备适量医用外科口罩、医用防护口罩或颗粒物防护口罩(如 N95、KN95 口罩)。

戴口罩期间如出现憋闷、气短等不适,应立即前往空旷通风处摘除口罩;同时佩戴多个口罩不能有效增加防护效果,反而增加呼吸阻力,并可能破坏口罩的密合性。

5. 为什么要做好手卫生

手卫生包括洗手和手部消毒两种方式。做好手卫生是预防传染病简便有效的措施。呼吸道传染病除了通过飞沫直接传播,还可经手接触造成传播。日常工作、生活中,人的手会接触到被病毒、细菌污染的物品,如果不及时正确进行手卫生,手上的病原体可以通过手接触口、眼、鼻黏膜进入人体。同时,被污染的手触摸物体表面,一些细菌、病毒又可能

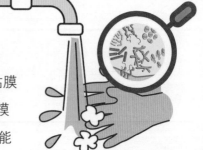

通过接触传染给他人。手卫生可以简单有效地切断这一传播途径,有效降低呼吸道传染病的传播风险。

6. 哪些情形下应进行手卫生

以下情况,均应及时进行手卫生:外出归来后,饭前便后,接触过泪液、鼻涕、痰液和唾液后,咳嗽、打喷嚏用手遮挡后,接触家禽家畜后,接触快递及公共设施后,做清洁、清理垃圾后,护理患者后,摘口罩前后等。

提倡用流动水和肥皂(洗手液)洗手,只有在外出、乘坐长途汽车等不方便使用流动水洗手时,才建议使用免洗手消毒液。

7. 如何正确洗手

为了避免新冠病毒等经手传播,正确洗手很重要。用流动水和肥皂(洗手液)规范洗手,步骤如下。

(1)用流动水将双手淋湿。

(2)用肥皂或适量洗手液均匀涂抹于双手。

(3)认真搓洗双手至少 20 秒(以"六步洗手法"为例)。

第一步:洗手掌。手心相对,手指并拢相互搓揉。

第二步:洗手背。手心对手背,手指交叉,沿指缝相互搓揉。双手交换进行。

第三步:洗指缝。手心相对,手指交叉,相互搓揉。

第四步:洗指背。一手弯曲呈空拳,放于另一手的手心,旋转搓揉。双手交换进行。

第五步:洗拇指。一手握住另一手的大拇指,旋转搓揉。双手交换进行。

第六步:洗指尖。一手五指指尖并拢,放于另一手的手心,旋转搓揉。双手交换进行。

(4)用流动水将双手冲洗干净。

(5)用手捧起一些干净的水冲淋水龙头,再关闭水龙头

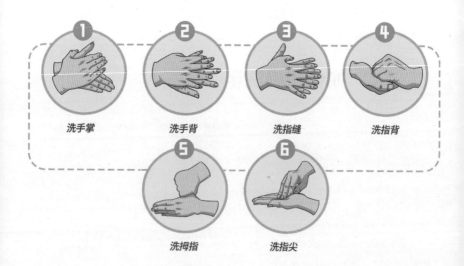

洗手掌　　洗手背　　洗指缝　　洗指背

洗拇指　　洗指尖

（如果是感应式水龙头无须此步骤）。

（6）用清洁毛巾或纸巾擦干双手,也可用吹干机吹干。

8. 家里没有自来水怎么洗手

如果家里没有自来水或其他清洁流动水源,可请他人用水盆、水瓢、水壶等器具盛水,倒在手上形成流动水冲洗。

9. 如何做好日常通风

室内环境密闭,容易造成病菌滋生繁殖,增加人体感染疾病的风险。勤开窗通风可有效减少室内致病微生物和其

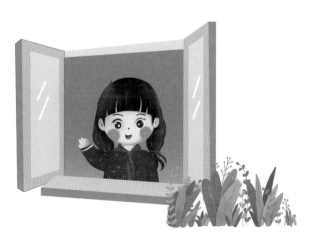

他污染物的含量。通风方式应科学,可以在天气晴朗、室外温湿度适宜的情况下多开窗通风。每天可通风 2~3 次,每次 30 分钟,也可以早、中、晚各一次。冬季通风时,一定要注意保暖,如不同房间轮换通风,家里老年人和孩子可以先到其他未通风房间暂避。

10. 日常居家需要天天消毒吗

不需要。家庭环境应以清洁为主,预防性消毒为辅。如果家中没有感染者,做好家庭日常清洁即可。但要注意勤通风,及时清理生活垃圾。

11. 家庭使用消毒剂有哪些注意事项

家庭常用的消毒剂主要是醇类消毒剂(常用的为 75% 酒精)和含氯消毒剂(如 84 消毒液),使用时应注意以下事项。

(1)严格按照产品说明书规定的使用方法、剂量、浓度使用。

(2)消毒剂应放在阴凉干燥处保存,并远离火源。

（3）消毒剂应存放于儿童接触不到的地方。

（4）不要使用饮料瓶等盛放消毒剂，防止儿童或不明情况者误服。

（5）严禁不同种类的消毒剂同时使用或混合使用。

（6）酒精只用于物体表面擦拭或喷洒消毒，不适用于大面积喷洒，不能用于空气消毒，以免引起火灾。

（7）使用酒精时应远离高温物体和明火，不要吸烟。

（8）含氯消毒剂应用冷水稀释，现配现用，且不能与酸性物质混合。

（9）含氯消毒剂有腐蚀性，不要直接接触皮肤，使用时应戴橡胶手套。

12. 疫情期间，如何关注健康信息

疫情流行期间，个人应多关注官方权威机构发布的疫情信息和健康指导，不散布不科学、无可靠来源和未经证实的小道消息。制造、传播不实言论，会混淆视听，扰乱社会秩序，干扰正常的疫情防控工作，也是一种违法行为。谣言止于智者，听信谣言会影响自己的认知和判断。

13. 返乡前有哪些注意事项

要合理安排出行,关注目的地疫情流行情况,尽量避免前往疫情流行水平比较高的地区,同时也倡导处于疫情流行高水平地区人员尽量减少外出。

出发前,要备足口罩、手消毒剂以及消毒纸巾等防护用品,体温计、抗原检测试剂盒,以及解热镇痛药等常用药品,同时也要关注气候变化,备足保暖衣物,防止着凉。

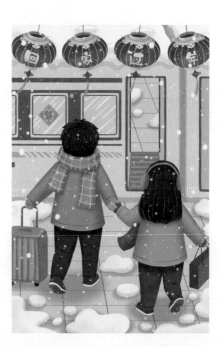

返乡前,如出现发热、咳嗽、乏力、咽痛等症状,或抗原/核酸检测结果阳性,倡导暂缓返乡。

在疫情流行期间,不建议老年人、孕妇、儿童等免疫力较弱的人群进行长途旅行。

14. 返乡过程中有哪些注意事项

乘坐飞机、高铁、火车、空调大巴等公共交通工具，以及在高速路服务区休息时，应佩戴口罩，尽量与他人保持 1 米以上距离，减少用餐次数。随时保持手卫生，咳嗽、打喷嚏时不应摘掉口罩，且应避开他人，如未戴口罩，应用纸巾遮住口鼻或用肘臂遮挡，不要随地吐痰。

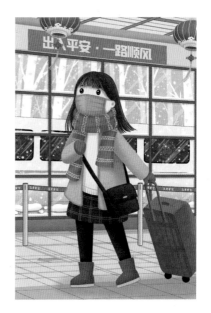

15. 返乡后需要注意哪些事项

为了更好地保护自己和家人、亲友的健康，节日返乡人员需要注意以下事项。

（1）返乡初期规范佩戴口罩，减少与家中老年人尤其是合并基础性疾病者的接触，看望老年人时戴好口罩，保持适当距离。

（2）遵守当地疫情防控要求,尽量少聚集、少聚餐。

（3）返乡后出现发热、干咳、乏力、咽痛等新冠病毒感染相关症状时,可联系乡镇卫生院或村卫生室寻求健康咨询、健康监测、抗原检测、用药指导等服务,轻症和无症状感染者可采取居家治疗,居家期间尽可能减少与家人接触。

16.　婚丧嫁娶还要简办吗

婚丧嫁娶尽量简办,适当控制规模,避免大操大办。疫情比较严重时,要按照当地疫情防控的规定和要求,减少聚集性活动。

17.　走亲访友应注意什么

尽量不要举办大规模的家庭聚集性活动,减少亲朋聚餐聚会的规模、人数,缩短聚会时间。倡导电话、网络拜年问候。

探亲访友时要做好个人防护,要佩戴口罩,注意手卫生,保持社交距离。

18. 赶集、去农贸市场或超市有哪些注意事项

　　赶集或前往农贸市场、超市时,应全程佩戴口罩,咳嗽、打喷嚏时应避开他人且不应摘掉口罩,不随地吐痰。挑选商品或排队结账时,与他人保持1米以上社交距离。注意手卫生,尽量少接触公共设施和物品。及时洗手或使用手部消毒剂,不要用不干净的手触摸口、眼、鼻。倡导线上、线下结合的方式进行采购,鼓励线上采购、上门配送、无接触交易等便利服务。

19. 乡亲间如何互助

　　在做好个人防护的前提下主动关心关爱、探视探访邻里,为有需要的乡亲提供代买生活用品、紧急送医等力所能及的帮助,将富余的治疗药品、口罩、消毒用品等分享给急需的乡亲。

20. 感染病毒后如何保持良好心态

科学理性认识疾病,如果得知自己或家人被感染时,不要焦虑紧张,更不要恐慌。如果出现无法自行排解的心理问题,可与家人朋友多交流沟通;如果影响到日常的学习、工作和生活,可拨打心理咨询热线进行心理咨询,或到精神卫生专业机构咨询或就医。

21. 吸烟可以预防新冠病毒感染吗

不可以。烟草中含有大量有毒有害化学物质,吸烟不仅不能预防病毒感染,还会降低身体抵抗力。一些烟龄较长的人,常患有慢性气管炎、慢性支气管炎、慢性阻塞性肺疾病等基础性疾病,身体抵抗力差,感染新冠病毒后,症状往往更重。

22. 喝酒能预防新冠病毒感染吗

不能。75%酒精的确能杀灭病毒,但只能用于体表、物体表面擦拭消毒。通过喝酒进入体内的酒精会被吸收代谢,不能杀灭病毒。通过喝酒来预防新冠病毒感染是没有科学依据的。

23. 为什么要搞好村内环境卫生

　　村内环境卫生与健康密切相关。乱扔垃圾、乱倒污水、乱堆柴草、禽畜散养,不仅影响村容村貌,更为各种传染病的滋生和流行制造了条件,给村民的健康埋下隐患。应做好环境整治,生活垃圾分类投放,日产日清,垃圾、污水集中处理;保护好饮用水源,治理排污渠、臭水塘;家禽、家畜圈养,各家各户要做到庭院及周围环境干净整洁。

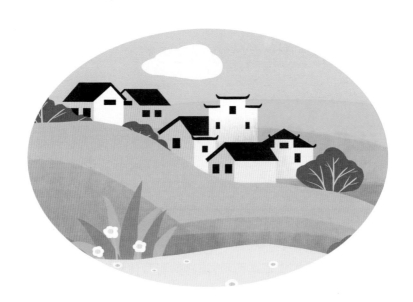

24. 为什么要接种新冠病毒疫苗

接种疫苗后,人体会产生保护性抗体,还会产生细胞免疫,并形成相应的免疫记忆。这样,人体就有了对抗疾病的免疫力。一旦病毒侵入人体,疫苗产生的抗体、免疫细胞和细胞因子等就能识别、中和或杀灭病毒,而免疫记忆也可很快调动免疫系统发挥作用,让病毒无法在体内持续繁殖,从而达到预防感染、发病,降低发生重症和死亡风险的目的。

25. 我国有哪些种类的新冠病毒疫苗

目前,我国内地已经获准上市应用的新冠病毒疫苗主要有以下几种:①新冠病毒灭活疫苗;②新冠病毒重组蛋白疫苗;③腺病毒或流感病毒载体疫苗。腺病毒载体疫苗有注射式疫苗和吸入式疫苗两种;流感病毒载体疫苗为鼻喷式疫苗。其他疫苗均为注射式疫苗。

26. 哪些人应当接种新冠病毒疫苗

坚持知情、同意、自愿原则,鼓励 3 岁以上适龄无接种禁忌人群应接尽接。倡导公众特别是老年人积极主动全程接种疫苗和加强免疫接种。

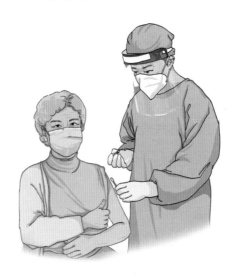

27. 为什么老年人更需要接种新冠病毒疫苗

老年人由于免疫力减退加之大多患有基础性疾病,是感染新冠病毒后出现重症和死亡比例最高的人群,年龄越大,重症和死亡的风险越高。多项研究显示,老年人感染新冠病毒后,发生重症的风险比年轻人高 10 倍以上,死亡的风险高上百倍。接种新冠病毒疫苗能够显著降低老年人发生重症和死亡的风险,符合接种条件的老年人应主动、全程接种疫苗。

28. 老年人不出门,是否可以不接种疫苗

老年人不出门或独居不意味着与社会完全隔离。目前我国流行的奥密克戎变异株具有传染性强、传播速度快、传播过程隐匿的特征,在广泛流行期间,每个人感染新冠病毒的风险都大为增加。老年人虽然在家中不出门,或居住在偏远地区,但也有与他人接触的可能,如在外工作、学习的家人有可能把病毒带回家,造成老年人感染。因此,所有符合接种条件的老年人都应尽快接种新冠病毒疫苗,早接种、早得到保护。

29. 哪些情况不能接种新冠病毒疫苗

禁忌证是不能接种疫苗的情形,缓种是因健康等特殊原因暂时不能接种、特殊原因消除后再予以接种的情形。

通常的疫苗接种禁忌证和缓种情形包括:①对已经接种的新冠病毒疫苗出现严重过敏者,此种类疫苗不能再接种;②既往发生过疫苗严重过敏反应者(如过敏性休克等)不能接种;③患有严重神经系统疾病(如未控制的癫痫、横贯性脊髓炎、吉兰-巴雷综合征、脱髓鞘疾病等)者暂缓接种;④正在发热者,患急性疾病者,处于慢性疾病的急性发作期者,未控制的严重慢性病患者暂缓接种;⑤因严重慢性疾病生命已进入终末阶段,不考虑接种。

30. 接种新冠病毒疫苗时有哪些注意事项

接种新冠病毒疫苗时,须携带相关证件(身份证、护照等),配合现场预防接种工作人员询问,如实提供本人健康状况和接种禁忌等信息。接种后,留观 30 分钟;如出现疑似预防接种异常反应,应向接种单位报告,必要时及时就医。

31. **接种新冠病毒疫苗后,可能出现
哪些不良反应**

　　新冠病毒疫苗不良反应的发生情况与已广泛应用的其他疫苗基本类似,包括一般反应和异常反应。其中,一般反应占绝大多数,主要表现为接种部位的红肿、硬结、疼痛等,也可有发热、乏力、恶心、头疼、肌肉酸痛等,大多是一过性的,通常不需要治疗;异常反应罕见发生,主要表现为急性严重过敏性反应等,常需要治疗。

 32. **为什么要接种新冠病毒疫苗
加强针**

　　从国内外研究结果来看,完成新冠病毒疫苗全程接种,在预防重症发生、降低病死率等方面效果显著。但是,由于接种疫苗一段时间后,疫苗的保护效果可能会减弱,适时进行加强免疫接种,可以使已经逐步减少的中和抗体快速增长或反弹,从而产生更好的保护效果。

33. 如何进行新冠病毒疫苗加强免疫

目前,我国对于符合条件的 18 岁以上人群进行新冠病毒疫苗第一剂次加强免疫接种。第一剂次加强免疫和全程接种(基础免疫)时间间隔不少于 6 个月,其中 60 岁以上老年人不少于 3 个月。

对于感染高风险人群、60 岁以上老年人群、具有较严重基础疾病人群和免疫力低下人群,在完成第一剂次加强免疫接种满 6 个月后,可进行第二剂次加强免疫接种。

34. 感染后还可以接种新冠病毒疫苗吗

如果经核酸检测或抗原检测明确近期曾感染过新冠病毒,暂不接种新冠病毒疫苗。目前的规定是,接种新冠病毒疫苗应与感染时间间隔 6 个月以上。

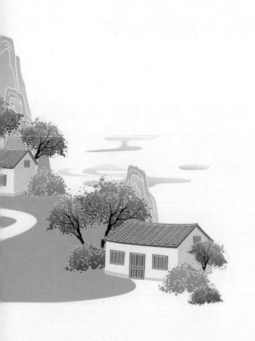

第三部分

居家治疗与就医

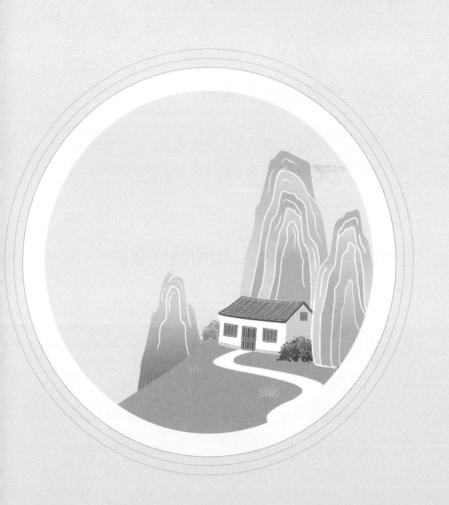

哪些感染者可以居家治疗

大多数人感染新冠病毒奥密克戎变异株后症状较轻或无症状,可以居家治疗。

基础性疾病处于稳定期,无严重心、肝、肺、肾、脑等重要脏器功能不全的感染者,可以居家治疗。

 什么是轻型病例

感染新冠病毒后,感染者主要表现为上呼吸道感染,如咽干、咽痛、咳嗽、发热等,这类感染者就属于轻型病例。

 家人感染了,如何做好防护

新冠病毒感染流行期,家庭需要配备体温计、纸巾、口罩、一次性手套、消毒剂等防疫物资及垃圾袋、垃圾桶等。

家中出现新冠病毒感染者后,要做好家庭成员的防护,特别是要保护好高龄老年人和严重基础性疾病患者。

(1)新冠病毒感染者尽量在自己居住的房间活动,必须进入其他房间与公共区域时应佩戴口罩,并尽量与其他同住人员避开。

（2）共同居住人员尽量不进入感染者居住房间,尽量避免与感染者面对面,必须见面时双方都必须戴好口罩。

（3）感染者不与其他共同居住人一起就餐。

（4）在感染者所住房间门口放置凳子或小桌,用于交接生活用品和食物,避免直接接触。

（5）感染者与共同居住人员尽量分开使用卫生间,必须共用时应错开使用时间。

（6）注意房间及公共区域通风。

（7）共同居住人员接触可能共用的物品和设施后及时洗手或进行手消毒。

（8）居家陪护人员尽可能固定,首选身体健康且完成全程新冠病毒疫苗接种及加强针者,陪护人员与感染者都须佩戴口罩,推荐佩戴医用防护口罩。

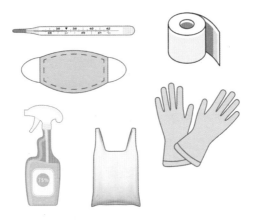

家中有人感染了,如何做好消毒

(1)每天开窗通风,保持室内空气流通,不具备自然通风条件的,可用排气扇等进行机械通风。尤其注意做好卫生间、浴室等共用区域的通风。

(2)加强家庭成员手卫生,准备食物前、饭前便后、摘戴口罩前后等应洗手或手消毒。

(3)居家治疗的感染者尽量与其他人员分区域生活,若共用卫生间,感染者每次用完后均应消毒。

(4)不与家庭内其他成员共用生活用品,餐具使用后应清洗和消毒,首选煮沸消毒 15 分钟,也可用 250~500mg/L 含氯消毒剂溶液浸泡 15 分钟后再用清水洗净。

(5)居家治疗的感染者产生的生活垃圾应单独收集,每天清理,清理前用含有效氯为 500~1 000mg/L 的消毒剂或 75% 酒精喷洒消毒至完全湿润,然后扎紧塑料口袋,再和家里其他垃圾一起丢弃。

(6)感染者的毛巾、衣物等生活用品消毒时,耐高温的毛巾、小件衣物首选煮沸消毒 15 分钟后正常清洗。耐褪色、耐腐蚀的衣物可用含有效氯为 250~500mg/L 的消毒剂,浸泡 30 分钟后清水漂清再正常清洗。不能水洗的衣物可在日光下暴晒 4 小时以上,其间注意翻面,厚重的衣物可以多晒一段时间。

(7)感染者经常触碰的家用物品,如台面、家具表面、门把手、电话、开关、热水壶、洗手盆等,用含有效氯为 500~1 000mg/L 的消毒剂擦拭,作用 30 分钟后用清水擦净,每天至少 1 次。

(8)居家隔离治疗的感染者个人物品应单独放置,单独洗涤。抗原自测转阴后,其生活区域内物品表面及其使用的毛巾、衣物、被罩等须及时清洗消毒。

5. 居家治疗时可以外出吗

新冠病毒感染者居家治疗过程中,应避免外出活动,如必须外出应做好个人防护,佩戴 N95 或 KN95 口罩,随身携带手消毒剂。需要定期前往医院治疗者,如血液透析患者、肿瘤化放疗患者、手术后复诊患者等,应提前预约,避免人群聚集导致交叉感染。

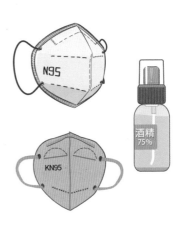

6. 居家治疗时如何做好健康监测

新冠病毒感染者居家治疗时，应关注体温及症状变化，判断是否有进一步就医的需要。

有慢性基础性疾病患者可提前准备家用健康检测设备，如电子血压计、指氧仪等，对血压、脉搏、血氧饱和度等进行监测。当患者出现不适，血压、脉搏过高或过低，血氧饱和度明显下降时，应及时就医。

7. 如何正确使用指夹式血氧仪

指夹式血氧仪常用于居家监测血氧饱和度。血氧饱和度是指血液中氧合血红蛋白的占比，反映机体供氧状况，是人体机能正常运行的重要指标。对新冠病毒感染者而言，测量血氧饱和度有助于判断病情，如静息状态下指氧饱和度≤93%，可判定新冠病毒感染重型病例，应及时就医。

只有正确使用血氧仪，才能减少误差，获得较为可信的测量数据。居家使用指夹式血氧仪应注意以下事项。

（1）应在安静状态下和轻微活动后分别测量。轻微活动，如在室内走动 20~30 米。

（2）最常选用食指、中指和无名指测量，也可固定同一手指测量,一般以平时测得的血氧饱和度最高的手指为宜。

(3)调整好手指与指套的位置,使红光正对甲床,血氧仪的显示屏朝上。

(4)需要等待数秒钟,待数据平稳后再读数。

(5)如需长时间连续监测,应每2小时更换一次部位。

一些情况可能导致测量结果不准确,如指甲没有正对红光;测量时间过短;涂指甲油、指端有污垢、灰指甲;手指温度过低等。

指夹式血氧仪的显示屏上一般有两组数据,其中一个为 SpO_2,即血氧饱和度,正常值在 95%~100%;另一个为 PRbpm,即每分钟脉搏次数,正常值为 60~100 次/分钟。如果不同时间、多次测量显示,血氧饱和度低于正常值,特别是出现明显下降,或脉搏次数持续异常,建议去医院进行进一步检查。

8. 居家时如何进行对症治疗

新冠病毒感染者出现发热、咳嗽咳痰、咽痛、呼吸急促、乏力等症状,可按以下方法对症处理。

(1)发热:一般体温超过38.5℃时需要服用解热镇痛药。对于退热药物效果不佳、存在退热药禁忌的患者,可进行物

理降温。常用方法包括温水擦浴、
退热贴等。

（2）咳嗽咳痰：一般的轻
度咳嗽可以不予治疗。中
枢性止咳药物（如福尔可
定、右美沙芬等）须在医
生指导下应用。

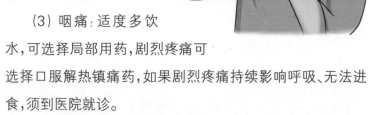

（3）咽痛：适度多饮
水，可选择局部用药，剧烈疼痛可
选择口服解热镇痛药，如果剧烈疼痛持续影响呼吸、无法进
食，须到医院就诊。

（4）呼吸急促：对于呼吸急促，且意识清醒、生命体征平
稳、无气道梗阻风险的轻型或中型患者，可尝试俯卧位、斜坡
侧卧位、前倾坐位、前倾立位、背部倚靠立位等方法适当缓解
症状。须注意监测指氧饱和度和呼吸频率，早期识别重症并
及时就医。

（5）疲劳：疲劳是新冠病毒感染恢复期常见症状，通常表
现为全面的身体和精神疲倦感。保持规律生活节奏是应对
疲劳的有效方法之一，推荐患者在力所能及的范围内活动，
避免"过度疲劳"，随着体力的增强和症状的改善，可以有控
制地逐渐提高活动水平。

9. 感染新冠病毒后,如何选择中成药

凡具有疏风清热、化湿解毒、清瘟宣肺功效的中成药,对奥密克戎变异株感染都有非常好的疗效。因此,有效中成药的选择范围广泛,应按照中医"三因制宜"的原则,因时、因地、因人进行选择。具体可在中医师的指导下,根据发热、咽痛、咳嗽、乏力等症状,按照中成药的主治说明进行选择,如藿香正气胶囊(丸、水、口服液)、金花清感颗粒、连花清瘟胶囊(颗粒)、疏风解毒胶囊(颗粒)等。

发热、肌肉酸痛、怕冷、咽干咽痛、乏力,或鼻塞流涕、咳嗽者,宜服用具有疏风解表功效的中成药,如感冒清热颗粒、荆防颗粒、正柴胡饮颗粒、清解退热颗粒、感冒疏风胶囊(片、颗粒)等。

发热、咽痛明显、骨节酸痛、乏力或咳嗽者,宜服用具有疏风清热、化湿解表、清热解毒类功效的中成药,如金花清感颗粒、连花清瘟胶囊(颗粒)、疏风解毒胶囊(颗粒)、热炎宁合剂(颗粒)、连花清咳片、六神丸(胶囊)、银翘解毒颗粒、蓝芩口服液、复方芩兰口服液、清咽滴丸、痰热清胶囊、双黄连口服液、抗病毒口服液、清开灵颗粒(胶囊、口服液)、小柴胡颗粒等。

咳嗽、声音嘶哑明显者,宜服用具有宣肺止咳功效的中成药,如急支糖浆、止咳宝、通宣理肺丸(颗粒、口服液)、连花

清咳片、橘红痰咳液、杏贝止咳颗粒等。

乏力伴胃肠道症状,如呕吐、腹泻者,宜服用具有化湿解表功效的中成药,如藿香正气胶囊(丸、水、口服液)、复方香薷水等。

儿童症见发热、咽干咽痛、咳嗽者,可用小儿清肺口服液、儿童清肺口服液等;发热、食少腹胀、口臭、大便酸臭或秘结者,可用小儿豉翘清热颗粒、小儿柴桂退热颗粒、醒脾养儿颗粒等。

> **⚠ 注意**
>
> (1) 特定人群如婴幼儿、哺乳期妇女和孕妇应在医生指导下用药。
>
> (2) 国家药监局批准上市的中成药,根据不同症状表现选择一种即可,切忌重复用药。

 10. 居家用药有哪些注意事项

(1) 新冠病毒感染者自行服用对症治疗药物前,须确定药物在保质期内,仔细阅读药物说明书,按照说明书的剂量、服用次数、服用时间服药,避免同时服用含有相同成分的药物,有用药禁忌或顾虑时,可咨询医疗专业人员。

(2) 抗生素对防治新冠病毒感染无效,不应自行服用抗生素类药物。如居家治疗期间出现咳嗽加重、咳黄痰等情况，应联系基层医疗卫生机构医务人员，在医生指导下决定是否使用抗生素类药物。

（3）有基础性疾病的感染者，在基础性疾病控制稳定的情况下，无须改变正在使用的基础性疾病治疗药物剂量。有肝、肾功能不全者，如反复发热、尿量减少、食欲严重下降，患者自己不能确定药物安全性及使用方法时，应及时联系专业医生。

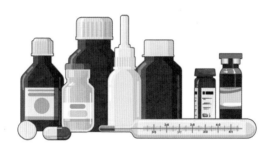

11. 儿童如何使用退热药物

2 月龄以上儿童体温≥38.2℃伴明显不适时，可使用退热药。2~6 月龄儿童推荐使用对乙酰氨基酚，6 月龄以上儿童可使用对乙酰氨基酚或布洛芬。对乙酰氨基酚与布洛芬不要交替或同时使用；退热药与含有退热成分的复方感冒药

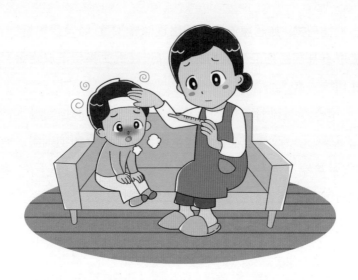

不要合用。2 月龄以下儿童发热不建议自行使用退热药,应及时就医或咨询医生。

 哪些情况下需要及时就医

新冠病毒感染者如出现以下情况,应尽早就医。

(1)居家期间出现明显呼吸困难或气促症状,血氧饱和度发生明显下降时。

(2)新冠病毒感染者发热时间一般为 1~3 天,若居家治疗后体温仍持续高于 38.5℃,超过 3 天,可前往就近的发热门诊就诊。

（3）原有基础性疾病明显加重，且不能控制，如糖尿病血糖控制不好，慢性阻塞性肺疾病急性加重，肾功能不全如尿毒症期，肿瘤化疗或使用细胞毒性药物引起粒细胞减少，精神性疾病等基础性疾病患者原发疾病明显加重时。

（4）儿童感染新冠病毒后如出现嗜睡、持续拒食、喂养困难、持续腹泻或呕吐、精神异常、肢体抽搐等情况。

（5）孕妇出现剧烈头痛、头晕、心慌、憋气等症状，或出现腹痛、阴道出血或流液、胎动异常等情况，应尽早前往定点产前保健医院或急诊就诊。

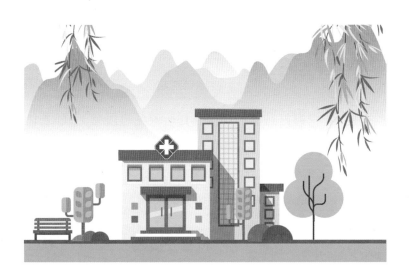

13. **感染后饮食应注意什么**

感染者应注意适当多饮水,饮食要含有足够热量和充足蛋白质(如鸡蛋、牛奶、鱼肉、鸡肉以及豆制品等),多吃易吸收、易消化的食物,多吃新鲜蔬菜水果。

14. **感染恢复期,体力劳动和锻炼需要注意什么**

新冠病毒感染一般持续一周左右症状可逐渐缓解,但身体状态恢复需要较长时间,恢复初期身体仍比较虚弱,建议暂不进行体力劳动和锻炼。

体力劳动和锻炼的恢复要循序渐进,在身体状况允许的范围内,把握好运动的强度、时间,避免过度疲劳,随着体力的增强和症状的改善,再逐渐提高活动强度。刚开始可以先进行低强度活动,如散步、伸展练习、轻微体力活动等。当身体逐步适应后,再进行强度稍大的活动。也可以通过中医传统运动方法如八段锦、五禽戏、简式太极拳、六字诀等进行锻炼。

15. 感染恢复期，仍有咳嗽怎么办

新冠病毒感染恢复期咳嗽可能会持续 3~8 周，表现为刺激性干咳或咳少量白色黏液痰，通常具有自限性，对症止咳治疗即可。

如咳嗽期间，伴有持续发热、喘促，大量的黄黏痰，以及食欲的严重下降等症状，应及时到医院就诊。

16. 感染恢复期，出现睡眠问题怎么办

新冠病毒感染可能会导致睡眠障碍，如失眠、睡眠质量差、夜间惊醒以及昼夜节律紊乱等，可进行自我调整，包括培养良好的睡眠习惯，避免熬夜，睡前避免剧烈活动；睡前进行放松训练，可以通过练习冥想、呼吸训练、渐进式肌肉放松等帮助进入睡眠状态；进行强度适当的有氧运动。如睡眠障碍严重且经上述自我调整仍无法缓解，建议就医进行专业治疗。

17. 感染恢复期，如何保持良好情绪

　　新冠病毒感染者可能会出现焦虑（担心、恐惧）或抑郁（情绪低落、悲伤）情绪。常用的调节方式包括避免过分关注疾病或自身症状、保持社会联系、生活规律、寻求专业帮助等。除此之外可以通过呼吸放松、音乐放松、冥想以及做一些自己感兴趣的事情来减轻压力，保持积极的心态。如需要，可到医疗机构就诊。

18. 前往医院就诊要注意哪些事项

　　为最大限度降低新冠病毒传播风险，避免交叉感染，普通门诊就诊前，尽量通过网络或电话预约挂号，并按预约时间段准时就诊，减少排队和人员聚集。

　　新冠病毒感染者就诊期间做到佩戴 N95 或 KN95 口罩、保持社交距离、少触碰公共设施或公用物品、勤洗手或进行手消毒、尽量走楼梯、减少聚集。

19. 住院期间家属可以探视或陪护吗

非必要,家属不陪护。如果确需陪护,尽量固定陪护人员,陪护人员不离院,尽量降低交叉感染风险。

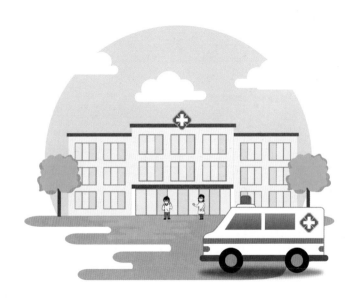

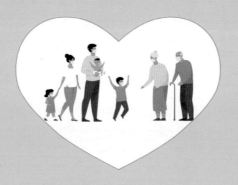

55检